Schöne Beine

Makellos, Schlank und Sexy

von Rudolf Praschinger

Makellos, Schlank und Sexy

Anti Cellulite Creme Testsieger für Bauch, Beine und Po in den Einkaufswagen klick https://amzn.to/3JprSeq

Inhalt

Vorwort: Schöne Beine sind attraktiv

Welche Frau träumt nicht von makellos schönen Beinen? Solche, die man auch im Sommer am Strand, im Café oder bei gesellschaftlichen Ereignissen zeigen kann. Für Frauen sind eben Beine genauso wichtig wie eine Idealfigur oder die Top-Frisur. Da ärgern Frauen sich über schäbige Krampfadern, unschöne Besenreiser, schwabbelige Beine oder Cellulite. Ganz besonders leiden die Damen unter behaarten Beinen. Sie tun alles dafür, die haarige Angelegenheit wieder loszuwerden. Und sie nehmen dafür sogar Schmerzen in Kauf, wenn man zum Beispiel an

Haarentfernung mit Heiß- oder Kaltwachs denkt. Frauen und Beine, das ist so wie Männer und Muskeln. Ein Mann ohne Muskelbody ist wie eine Frau mit behaarten Beinen: wenig attraktiv, nicht begehrenswert, korrekturbedürftig, ja einfach nicht schön.

Frauenbeine müssen geschmeidig sein, leicht gebräunt und eben nicht rau oder kalkweiß. Mancher Mann mag sich wundern, welchen Aufwand Frau dafür betreibt. So wie mancher Mann seinen tollen Sportwagen vorführt, so zeigen Frauen halt ihre attraktiven Beine – manche sogar noch mehr als ihre Körbchengröße.

Wie wichtig Frauen die Attraktivität ihrer Beine ist, zeigt eine Schilderung aus der Nachkriegszeit. Weil damals Nylonstrümpfe, die es noch mit der Naht hinten gab, nur schwer zu bekommen waren, zeichneten manche Damen diese Naht einfach mit brauner Wasserfarbe auf die Rückseite ihrer Beinhaut auf. So wurde der Eindruck erweckt, die

Frauen trügen Nylonstrümpfe. Natürlich wurden auch die Beine künstlich gebräunt. Peinlich wurde es nur, wenn plötzlicher Regen die aufgemalten Strümpfe verfließen ließ.

Heute braucht man solchen Aufwand nicht mehr zu betreiben. Dafür gibt es aber ganz andere Tricks, etwa durch Gymnastik, Massagen, Chemie- oder Naturprodukte. Frauen können heutzutage für schöne Beine eine Menge unternehmen, aber auch sehr viel Geld ausgeben. Das muss nicht immer so sein. Manchmal helfen ein paar simple Ratschläge schon.

Und wie auch Ihre Beine sexy wirken und was Sie dafür alles unternehmen können, zeigt Ihnen dieses Ebook auf. Dabei erreichen Sie mit ein paar ganz einfachen Tricks schon viel. Man muss es eben nur wissen.

Warum Frauenbeine sexy sind

Männer schauen nicht nur auf die Brüste und ins Dekolleté. Nein, manchmal sind schöne Beine bei Frauen viel anziehender. Warum aber sind ausgerechnet Frauenbeine so begehrenswert? Das weibliche Geschlecht zeigt gerne viel Haut. Und wo ist es am unverfänglichsten? – Richtig, an den Beinen natürlich! Frauenbeine sind sexy, wenn sie gepflegt und attraktiv erscheinen sowie gut geformt sind. Schlanke, straffe Frauenbeine ziehen

Männer oft mehr an, als Frisur, Teint oder Oberweite. Frauen spielen mit ihren Beinen, wenn sie sie dezent über Kreuz legen. Frauen tragen gerne ihre Beine zur Schau, so als ob sie über einen Laufsteg gingen. Frauen kennen ganz genau die Anziehungskraft ihrer Beine. Richtig eingesetzt, etwa im Minirock oder in High Heels, sind sie ein echter Hingucker. Es müssen nicht unbedingt lange Beine sein, aber wohl proportioniert, farblich gut auf den Gesamt-Teint eingestellt.

Stellen Sie sich vor, Sie haben ein Vorstellungsgespräch. Da können mitunter schöne Beine das letzte Quäntchen sein, das den Ausschlag gibt. Oder Sie treffen auf den Traummann Ihres Lebens. Der zögert aber noch ein Weilchen. Ihre attraktiven Beine geben ihm garantiert den Rest. Und was meinen Sie, wie erfolgreich Ihr Mann ist, wenn er eine Frau mit schönen Beinen an seiner Seite weiß? Schöne Frauenbeine können der Türöffner schlechthin sein. Mit schönen Beinen ist Frau eben dabei. Aus schönen Beinen schlagen Sie Kapital. Was meinen Sie, wie begehrt Sie sind: ob für den Laufsteg, in Film und Fernsehen oder für Werbeaufnahmen. Darum sind schöne Frauenbeine eben so wichtig. Es ist Ihr Kapital. Und sie werten schließlich das ganze Erscheinungsbild einer attraktiven Lady auf. Sie passen also zum Gesamtbild. Man muss sich das in etwa so vorstellen: Was ist ein schöner Mann mit krummen O-Beinen? – Eben, gar nichts. Da fehlt das I-Tüpfelchens nämlich.

Hauptprobleme für Beine

Oft leiden Frauen darunter, dass ihre Beine eben nicht so toll aussehen. Sie sind dann meilenweit vom Idealbild entfernt. Vor allem hässliche **Krampfadern** und lästige **Haare** machen den Damen schwer zu schaffen. Die schwülstig hervortretenden Adern sind echt unappetitlich. Und allzu viele Haare auf den Beinen mögen vielleicht die Männlichkeit betonen – nicht aber bei Frauen.

Stramme Waden braucht das Land, mag man meinen. In der Tat sind straffe Beine eine Idealvorstellung. Nichts **Schwabbeliges**, was sich bei jedem Schritt wie ein Wackelpudding bewegt. Kein **Wasser** in den Beinen, das diese unnatürlich anschwellen lässt. Aber auch nicht zu muskulös wie etwa bei einem Bodybuilder sollten Frauenbeine aussehen. Die Haut muss glatt sein, geschmeidig und sollte nicht **runzelig** oder **verschrumpelt** wie eine **Apfelsinenhaut** wirken. Keine **Cellulite,** Dellen oder Unebenheiten sollten die Haut von Frauenbeinen haben. So genannte **Besenreiser** sind auch ein weit verbreitetes Problem. Das sind netz- oder fächerförmige Venen direkt unter der Haut. Sie sind als kleine rote Äderchen sichtbar. Für schöne Beine ist eine angenehme, weiche gleichmäßige **Farbe** – nicht kalkweiß und auch nicht schwarz geröstet, wichtig. Hautfarben eben, wohl gepflegt, porentief rein möchte man mit einer bekannten Werbung tönen. Schließlich muss der Gesamteindruck der Beine stimmen.

Im Volksmund sagt man: Was dem Mann sein Bauch ist der Frau ihr Hintern. Manche Frauen haben leider das Problem, dass sich ihr Hinterteil stark ausprägt, wie bei Männern der Bierbauch. Beides ist unschön, aber gehört zur Wohlstandsgesellschaft heute nun mal leider mit dazu. Dem Übel rechtzeitig vorzubeugen, bedarf es vielerlei Anstrengungen, etwa eine gesunde Ernährung, spezielle Po- oder Bauch-Gymnastik und ein rechtzeitiges Erkennen der sich anbahnenden Problemzonen. Manche Leute gehen aber genetisch bedingt auseinander. Da sind solche Vorschläge wenig hilfreich.

Frauen zum Beispiel haben oft dieses Problem nach der Schwangerschaft. Und sobald das Hinterteil seine Form verändert, überträgt sich das auch massiv auf die Attraktivität der Beine. Vor allem die Oberschenkel sind hiervon betroffen. Sie werden unproportional dick und schwemmen massiv an. Das sieht nicht mehr schön aus. Hier kann man nur rechtzeitig gegen rudern. Man muss schon was tun, um schöne Beine langfristig zu erhalten. So ganz einfach wie von alleine passiert es eben nicht. Für schöne Beine muss man sich buchstäblich abstrampeln.

Was Krampfadern sind

Wer kennt sie nicht, die dicken Schlangenlinien unter der Haut, die unschön vor allem an den Unterbeinen sichtbar werden und wie dicke Wülste hervorquellen? Oder Beine mit schwülstigen Ausbeulungen, die aussehen, als seien sie von einer schweren Krankheit befallen. Man mag befürchten, dass diese „Geschwüre" oder Beulen bald zu platzen drohen. Ja bisweilen sind sie so markant, dass es schon ekelig anzuschauen ist. Krampfadern sind nicht nur Schönheitsfehler, sondern sie haben auch einen teils beachtlichen Krankheitswert. Mit fortschreitender Erkrankung kann es zu schweren Schäden in den Beinen kommen. Deshalb kann man sie auch nicht auf die leichte Schulter nehmen. Krampfadern sind nichts anderes als eine Gewebeschwäche der Beinvenen. Sie halten dem starken Druck des Blutflusses nämlich auf Dauer nicht mehr stand und dehnen sich aus. Was sich halt dann dadurch bemerkbar macht, dass sie die Haut nach außen drücken.

Es handelt sich rein fachsprachlich um knotig erweiterte oberflächliche Venen. Hierbei sind die oberflächlichen Venen der Beine inklusive ihrer Hauptstämme betroffen. Gründe für das Entstehen von Krampfadern gibt es derer viele. Man unterscheidet erst einmal zwei Arten von Krampfadern:

Die einen haben ihre Ursache in der Erdanziehungskraft sowie in genetischen Vorbedingungen. Es handelt sich hierbei um eine Venenwandschwäche. Deshalb nennt man sie auch primäre Krampfadern.

Die zweite Art von Krampfadern sind die sekundären, die im Laufe der Jahre entstehen, wenn Adern durch Kalkablagerungen verstopft werden. Dann bilden sich rund um die Verstopfung Knoten oder Knubbel. Es entstehen neue Verästelungen zu einem Umgehungskreislauf. Diese Beinvenenthrombosen können echt gefährlich werden und bis zur tödlichen Embolie oder auch zu offenen Beinen führen. Diese heilen dann oft nicht mehr ab, und als Folge müssen im Extremfall ganze Beine amputiert werden.

Wodurch entstehen Krampfadern?

Krampfadern können viele Ursachen haben. Stehende Tätigkeiten, zu wenig Bewegung, das Sitzen auf Stühlen mit herabhängenden Beinen, aber auch die Schwangerschaft können Auslöser sein. Eine angeborene oder altersbedingte Schwäche der Venenwände kann unter der lebenslangen Wirkung von Schwerkraft zu

Krampfadern führen. Eine Überdehnung der Venen durch die Erdanziehungskraft bei aufgerichteter Körperhaltung nimmt ihren Ursprung am Übergang vom tiefen in das oberflächliche Venensystem. Die weit verbreitete Meinung, häufig verschränkte, übereinander geschlagene Beine, Wärme oder das Bräunen in der Sonne führten zu Krampfadern, trifft hingegen nicht zu. Bei häufig angeschwollenen Beinen, einem Spannungs- oder Schweregefühl in den Beinen, Juckreiz oder nächtlichen Wadenkrämpfen sollte man einen Arzt zur näheren Untersuchung konsultieren. Es könnten erste Anzeichen für das Entstehen von Krampfadern sein. Wenn man rechtzeitig dagegen vorgeht, kann man nämlich Schlimmeres oder gar die unschönen Beinknubbel ganz verhindern.

Wie behandelt man Krampfadern?

Weil Frauenbeine ja schön aussehen sollen, muss das Problem der unappetitlichen Krampfadern irgendwie gelöst werden. Heute verwendet man dazu überwiegend **minimal-invasive** operative Verfahren. Das heißt: Man greift nur minimal in den Körper ein, schonend also. Wo früher große Schnitte nötig waren, geht man heute punktuell vor. Man bezeichnet das auch als Schlüsselloch-Medizin. Ein ganz gutes Beispiel hierfür ist die Entfernung einer Gallenblase. Früher war das mit einem gewaltigen Bauchschnitt verbunden. Die Narbe sieht dann ein Leben lang unschön aus. Heute braucht man dafür ein paar kleine Löcher in der Bauchdecke, durch die Kamera und Operationsbesteck geführt werden. Hinterher sieht man die Narben kaum noch.

So ähnlich muss man sich das auch bei der Behandlung von Krampfadern vorstellen. Man unterbindet entweder den Blutkreislauf, **entfernt** die Krampfadern ganz **oder verklebt** die Venen. Weltweit am meisten wird das so genannte **„Stripping"** angewendet: das Ziehen der Krampfadern einschließlich der Crossektomie.

Dabei wird die so genannte Crosse, die Einmündung der größten Oberflächen-Vene des Beins in die Beinhauptvene, im Bereich der Leiste herausgeschnitten. Es gibt aber hier noch schonendere Verfahren. Man entfernt betroffene Venen operativ mit einer Kältesonde. Ein anderes Verfahren mittels Laser oder Radiofrequenz zerstört die Innenwand der betroffenen Venen thermisch oder chemisch. Damit unterbricht man den Blutkreislauf. Die Venen selbst werden dabei gar nicht mehr entfernt. Man kann thermisch auch mit einem Heizdraht in der Vene arbeiten. Der wird mit Strom erhitzt und schädigt thermisch im direkten Kontakt die Venenwände. Das **modernste** und **sicherste Verfahren** ist heute die Methode mit der **Radiofrequenz**. Es ist schonend und als Veröden von Krampfadern bekannt. Mittels Radiofrequenz-Energie führt es direkt in den Krampfadern zur Verödung, zum Verschweißen und zum dauerhaften Verschluss. Es gibt auch andere, aber wenig verbreitete Methoden, bei denen sich vorhandene

Krampfadern wieder zurückbilden. Ein auf die Behandlung von Krampfadern spezialisiertes Krankenhaus wird immer verschiedene Methoden anbieten. So kann individuell auf jeden Einzelfall entsprechend reagiert werden.

Meistens müssen nach einer solchen Behandlung heute nur noch für kurze Zeit **Kompressionsstrümpfe** getragen werden, oft nur noch zwei bis drei Tage, in seltenen Fällen ein paar Wochen. Kompressionsstrümpfe sind auch eine gute Vorbeugemaßnahme gegen das Entstehen von Krampfadern (dazu später mehr). Alle diese Verfahren zeigen aber, dass ein rechtzeitiges Erkennen von Krampfadern vor allem unschöne Beine verhindern hilft, bevor man mit viel Aufwand und Schmerzen korrigierend eingreift.

Was sind Besenreiser?

Manchmal sieht man direkt unter Haut netz- oder fächerförmige, feine rote oder auch blaue

Verästelungen (Äderchen). Daher stammt auch der Begriff Besenreiser, der sich von Reisig ableitet. Das wurde früher zu einem Besen zusammengebunden. Besonders wenn die Haut sehr hell ist, wirken diese feinen, roten oder blauen Äderchen nicht gerade schön. Besenreiser können auch im Gesicht, vor allem an den Nasenflügeln, auftreten. Dann stechen sie besonders prägnant hervor. Besenreiser haben zwar noch keine Ausbeulungen wie bei Krampfadern, aber der Weg dahin ist vorgezeichnet. Sie sind quasi die Vorstufe zu Krampfadern. Da hilft auch häufig eine intensive Bräunung der Haut wenig. Und auch Make-up kann das nicht mehr korrigieren. Besenreiser kommen vor allem an den Unterbeinen vor, und Frauen ärgern sich immens darüber. Denn sie verunstalten ihre Beine und sind kaum wieder weg zu bekommen. So stellen sie für die Attraktivität von Frauenbeinen ein bedeutendes kosmetisches Problem dar, wenngleich sie nicht als Krankheit anzusehen sind wie Krampfadern zum Beispiel.

Wodurch entstehen Besenreiser?

Besenreiser entstehen, wenn Venenklappen, die tiefer liegen, undicht werden. So verhindern sie den geregelten Rückfluss des Blutes Richtung Herz. Wenn nun in den feinen Äderchen der Blutdruck ständig erhöht ist, dann führt das dazu, dass sie mit der Zeit weniger elastisch werden. So erweitern sich die Venen und bilden dann die roten oder auch bläulich verästelten Strukturen unter der Haut. Es sieht unschön aus, wenn Aderstrukturen plötzlich an den Unterbeinen von Frauen sichtbar werden. Frauen empfinden das als Makel und versuchen mit aller Gewalt, diese unappetitlichen Besenreiser wieder loszuwerden.

Wie bei den Krampfadern auch, kann man Besenreiser heutzutage mit einer Lasertherapie in den Griff bekommen. Dabei wird Licht einer bestimmten Wellenlänge auf die unerwünschten Hautveränderungen gegeben (auch auf Warzen oder Haut- Flecken), ohne dass man dabei benachbartes Gewebe schädigt. Bei den unterschiedlichen Beeinträchtigungen der Haut muss der Arzt den richtigen Laser bestimmen, mit dem er in jedem Fall individuell arbeitet. Auch Gefäßfehlbildungen wie Krampfadern und Besenreiser lassen sich so beheben. Selbst Narben kann man mit Laser regulieren.

Bei der selektiven Lasertherapie muss man sich das so vorstellen: Besenreiser werden von außen mit Lichtblitzen beschossen, die durch die Haut gehen, ohne diese zu beschädigen. Treffen sie aber auf die darunter liegenden, erweiterten Blutgefäße auf, wandelt sich die Lichtenergie in Wärme um. Der Lichtblitz wird zum Hitzeimpuls, und er verschließt das Gefäß auf Dauer von innen. Der Laserimpuls bringt den roten Ballon, der in einem transparenten Ballon aufgeblasen ist, zum Platzen. So bleibt die äußere Hülle unversehrt – ähnlich wie bei der Entfernung von Krampfadern wird die darüber liegende Haut nicht beschädigt.

Die lästigen kleinen Äderchen und auch Flecken an den Beinen können Sie sich mit **Abdeckstiften** und **zart glitzernden Ölen** einfach wegzaubern und schöne, sexy Beine daraus machen. Zart gebräunte Beine kann man mit einem schimmernden Öl in das richtige Licht rücken. Die goldenen und kupferfarbenen Perlmutpartikel verleihen der Haut einen seidigen Goldschleier und reflektieren das Licht. Eine solche Creme sollten Sie entweder mit Bodylotion mischen oder auch pur auftragen. Dabei schütteln Sie die Lotion vorher kräftig, damit sich die Glitzerpartikel gleichmäßig verteilen können.

Kleiner **Tipp** am Rande: Auch Dekolleté, Arme, Teint und Haare können damit verschönert werden. Wer mit richtig **rötlichen Äderchen** zu kämpfen hat, sollte ein **Camouflage** benutzen. Ideal ist ein **wasserfestes** Body-Camouflage, da diese auch einen Sprung in den Pool überleben.

Bläuliche Hautpartien sollten mit einer gelben Camouflagecreme abgedeckt werden und dann mit einer Body-Camouflage darüber gehen. Auf die Schnelle hilft auch ein Abdeckstift für das Gesicht.

Was ist Cellulite?

Cellulite nennt man im allgemeinen Sprachgebrauch gerne, aber falsch „Orangenhaut". Denn Cellulite (Nicht Zellulitis: Das ist eine Entzündung des Unterhautgewebes) ist weniger mit der grobkörnigen Oberflächenstruktur einer Orangenschale vergleichbar. Es sind richtige Dellen in der Haut, die vornehmlich in Bereichen der Oberschenkel, Oberarme sowie des Gesäßes und der Hüften bei Frauen auftreten. Männer haben nämlich eine andere Bindegewebsstruktur. Deshalb findet man bei ihnen viel seltener Cellulite.

Wie Cellulite entsteht

Bis zu 90 Prozent aller Frauen im fortgeschrittenen Alter bekommen Cellulite in einem unterschiedlichen Ausmaß. Bei übergewichtigen Frauen kann das allerdings schon vor dem 25. Lebensjahr eintreten. Der Grund: Bei Frauen liegt das Fettgewebe direkt unter der Haut. Die Kollagenstränge, die das Fettgewebe fächerförmig durchziehen, schwellen mal an und wieder ab, je nach hormoneller (Östrogen-) Veränderung. So leidet auch die Haut unter den zyklischen hormonellen Schwankungen im Östrogenspiegel der Frau – nicht nur darunter, aber auch. Wissenschaftlich belegt sind dagegen nicht die Vermutungen, die von einer Übersäuerung und Verschlackung im Bindegewebe ausgehen. Daher ist Cellulite keine Krankheit. Es handelt sich hier um rein biologische Veränderungen des weiblichen Bindegewebes. Sie stören allerdings erheblich das ästhetische Empfinden in der Wahrnehmung von weiblicher Haut, insbesondere von Frauenbeinen. Und man kann leider nur wenig gegen sie unternehmen.

Bei der Cellulite unterscheidet man drei Formen von schwach bis ausgeprägt: Dellen, die entstehen, wenn man in die Haut kneift, Dellen die nur beim Stehen zu sehen sind, und Dellen, die auch im Liegen auftreten.

Wie behandelt man Cellulite?

Da Cellulite (auch Dellen) hormonell bedingt ist, kann man auch nur wenig gegen sie unternehmen. Hier gilt es, den Östrogenspiegel öfter zu kontrollieren und ihn je nach Schwankung künstlich auszugleichen. Ganz hoffnungslos ist der Kampf gegen Cellulite jedoch nicht. Durch Training, Cremes, Kräuter, Massagen und anderes kann man vorbeugen. Dazu späterer mehr. Aber auch hier gilt: Weniger ist manchmal mehr. Man kann auch Fehler machen und Cellulite fördern, etwa durch intensive Sonnenbäder, ungesunde Ernährung mit zu viel Salz, zu viel Stress und

Nikotin sowie mit JoJo-Effekten bei allzu vielen Abmagerungskuren. Das alles tut auch der Haut nicht gut und sollte man immer bedenken. Denn ein ständiges Auf und Ab, Dehnen und wieder Zusammenziehen der Haut macht sie nicht gerade straff. Da Cellulite-Patienten unter aufgeblähten Fettzellen leiden, die zu Gewebeveränderungen, Durchblutungs- und Hautstoffwechsel- Störungen führen, sollten alle Therapien genau hier ansetzen.

Zahlreiche **Cellulite-Cremes** halten lange nicht das, was die Werbung verspricht.

Hier spielt die Musik

Eine der vielen Therapieformen ist die **Hochton-Therapie**, bei der es sich um eine Weiterentwicklung der Reizstromtherapie handelt. Hierbei werden die Zellen und die Gewebsstrukturen mit sehr hohen Tönen in Schwingungen versetzt, was den Zellstoffwechsel und das Fettgewerbe aktivierten. Ideal ist diese

Variante für Frauen mit leichter bis mittlere Cellulite. Die Kosten liegen ab 100,- Euro aufwärts.

Die Rütteltechnik

Eine Alternative ist die **Rüttel-Plattform**, die in Fitness-Studios oftmals zu finden ist. Hierbei werden die Muskeln besonders schnell kontrahiert, was schneller sichtbare Ergebnisse bringt. Zehn Minuten Rütteln entspricht einer Stunde Training.

Die teure Spritze

Kostenintensiv ist die **Cellulite Spritze**, die mit rund 1.500 Euro für eine komplette Behandlung zu Buche schlägt. Mit einer ultrafeinen Nadel werden Wirkstoffe zur Senkung des Cholesterinspiegels unter die Haut gespritzt. Diese Phosphorlipide lassen Fettzellen verschwinden.

Weitere Methoden sind der **Hypoxi-Trainer, Body-Warps, Endermologie** und **Hormoncremes**.

Gehen Sie doch mal ins Raumschiff

Im raumschiffartigen **Hypoxie-Trainer** wird Körperfett durch Radeln auf dem [Ergometer](#) verbrannt. Der Clou: Zusätzlicher Unterdruck im Gerät drängt das Blut verstärkt in die Problemzonenperipherie – der Stoffwechsel wird stark angeregt. Dies bestätigen Studien des Erfinders Dr. Norbert Egger und des Landeskrankenhauses Salzburg. Pro Session ab 15 Euro. Radeln Sie also mal im Ufo und spielen den Cäpt´n Kirk von dem Enterprise, vielleicht hilft´s ja gerade in Ihrem Fall.

Die Hilfe aus dem Vulkan

Die **Vulkantherapie** kombiniert die Wirkung von Wickeln mit Durchblutung fördernder Schröpfmassage und Sauerstoffinhalation. Die Umfangsreduktion am Körper ist nach jeder Behandlung messbar. Ob aber tatsächlich Fettzellen eingeschmolzen werden, ist nicht wissenschaftlich erwiesen. Die Therapie gibt es ab 80 Euro pro Behandlung.

Lassen Sie es mal so richtig kribbeln

Bei der **Saugpumpenmassage** wird das schlaffe Gewebe maschinell wellenartig durchwalkt. Entstauende Wirkstoffe aus Ölen pflegen zusätzlich. Eine Studie am Institut für experimentelle Dermatologie in Witten konnte nach sechsmonatiger Behandlung eine Besserung der Hautstruktur nachweisen. Koste: ab 35 Euro pro Massage.

Wichtig ist in jedem Fall eine eingehende Beratung eines Fachmanns oder Fachfrau über die richtige Behandlung für die individuellen Bedürfnisse.

Zahlreiche Methoden, keine ist perfekt – leider!

Zur Vorbeugung oder Verminderung von Cellulite sind zahlreiche medizinische, alternativmedizinische und kosmetische Behandlungsmethoden entwickelt worden, von denen jedoch keine vollständig erfolgreich ist. Ohne Nachweis eines therapeutischen Effekts wurden bis jetzt folgende Behandlungsmethoden versucht:

- Behandlung mit **Unterdruck** in einer speziellen **Vakuum**-Röhre

- **Akustische Wellen** Therapie - Schallwellen werden in das Behandlungsgebiet eingeleitet

- **Lymphdrainage**

- Anregung der Durchblutung der Haut durch ausreichende Bewegung, **Wechselduschen und Bürstenmassagen**

- Entomologie, **mechanische Bindegewebsmassage** zur „Hautgymnastik"

- Unterstützende Ernährung, beispielsweise Verzehr von **Vitamin C**, welches durch die Vernetzung kollagener Fasern zur Stärkung des Bindegewebes führen kann

- **Meersalz**-**Bäder**

- **Thermowickel** (Körperwickel mit Frischhaltefolie) bringen Fettzellen angeblich zum Schmelzen

- **Körperwickel** mit Bandagen entschlacken und straffen das Gewebe

- <u>Kryotherapie</u> (Anwendung extrem niedriger Temperaturen – (bis zu minus 160 Grad Celsius für eine kurze Zeit) – insbesondere die Ganzkörper-**Kältetherapie** in einer Kryokammer
- Alternativmedizinische Therapien, wie zum Beispiel **galvanische Feinstrom-Behandlungen**

Da Cellulite tiefe Hautstrukturen betrifft, kann durch Cremes, Salben und andere kosmetische Behandlungen i.d.R. kein Erfolg erzielt werden. Eine gewisse Wirkung ist nur auf das Einmassieren zurückzuführen. Bei der **<u>Fettabsaugung</u>** (<u>Liposuktion</u>) wird zwar Körperfett entfernt, die typischen Hautdellen können jedoch bestehen bleiben oder entwickeln sich später erneut.

Wasser in den Beinen?

Die Schönheit mancher Frauenbeine leidet auch manchmal darunter, dass sie angeschwemmt sind.

Wasser staut sich in den Beinen und macht sie dick. Das ist schon ein ernsthaftes gesundheitliches Problem. Entweder führen bestimmte Tabletten zu einer verstärkten Wasseransammlung, oder aber zu geringe Bewegung ist eine Ursache. Insgesamt kann es auch auf eine Herzschwäche hindeuten. Das Problem tritt auch eher bei älteren Frauen auf. Sofort zum Arzt heißt hier der unbedingte Rat. Mit entsprechenden Medikamenten, so genannten Wassertabletten, kann man einiges schnell erreichen. Aber auch eine Umstellung bei den Medikamenten kann schon helfen. Manchmal reicht einfach auch etwas mehr Bewegung oder die Beine hochzulegen.

Wie Beine Farbe bekommen

Die Farbe der Beine spielt für Frauen ebenso eine

wichtige Rolle wie ihre gute Form. Nicht nur wohl proportioniert sollen sie sein, sondern auch farblich ins Gesamtbild passen. Dabei sind Extreme in beide Richtungen nicht erwünscht. Weder kalkweiß sollten Frauenbeine sein – die vornehme Blässe ist bekanntlich seit langem out! – noch schwarz-braun geröstet. Das sieht nicht nur in europäischen Breitengraden etwas unschön aus, sondern ist zudem auch noch gesundheitsschädlich. Frauenbeine sollten eine natürliche Hautfarbe haben, die zum Gesamt-Teint der Person passen. Ein eher heller Typus verträgt keine dunklen Beine und umgekehrt. Wie aber bekommen Frauenbeine Farbe? Eine gesunde Ernährung ist Grundvoraussetzung.

Karotin, das in Möhren enthalten ist, ist ein Stoff, der der Haut Farbe verleiht. Aber auch natürliche und normale Sonnenbestrahlung. Wer sich an der frischen Luft bewegt, fängt auch davon etwas ein. Die Stubenhockerinnen hingegen werden schnell verblassen. Nicht umsonst wundert man sich über die häufig bei Obdachlosen und Alkoholikern festgestellte dunkle Haut. Sie sind eben oft draußen an der frischen Luft. Dann gibt es da noch natürliche Bräuner, aus Naturstoffen hergestellte Cremes und Lotionen. Man sollte die Haut nicht gleich mit der chemischen Keule traktieren. Zumal die Farbe aus der Tube eher unnatürlich wirkt. Deshalb gilt der Rat, eher auf chemische Bräunungsmittel zu verzichten. Wer sich aber an den Strand legt und einen ausreichenden UV-Schutz aufträgt, wird auch hier seinen Farb-Effekt erzielen.

Was ist Peeling?

Schon die alten Ägypter kannten ein Verfahren, bei dem oberflächlich die Haut abgetragen wurde. Im türkischen Bad (Hamam) reibt man den ganzen Körper mit einem Schwamm aus Ziegenhaar kräftig ab. Mit Peeling bezeichnet man ein Verfahren zur Reinigung von Haut. „to peel" heißt aus dem Englischen übersetzt schälen oder pellen.

Man säubert die Haut, indem Hautschichten an der Oberfläche in größeren Partien entfernt werden: chemisch oder mechanisch. Vor allem bei Hornhaut unter den Füßen nutzt man mechanische Methoden mit so genannten Raspeln oder Bimssteinen, wobei letzteres ein schonendes Verfahren ist. Diabetiker sollten sowieso sehr sorgsam mit ihren Füßen umgehen, weil sie oft Schmerzen aufgrund der Taubheit in den Füßen und Beinen nicht mehr fühlen. Bei Raspeln besteht daher die Gefahr, dass man sich an den Füßen unbewusst verletzt. Da Diabetiker sowieso einen schlechteren Heilungsprozess haben, ist jede Fußverletzung gefährlich.

Peeling setzt man vor allem gegen schlechten Teint ein, aber auch gegen Pigmentstörungen der Haut, vornehmlich an Händen, im Gesicht und im Dekolleté, aber auch an Beinen. Manche Menschen haben Hautflecken auch an den Beinen, die dann sehr auffallend wirken. Dann hilft es auch noch gegen schlaffe Haut, kleinere Fältchen und größere

Falten. Peeling behebt vor allem Hautunreinheiten und vergrößerte Poren. Es hilft auch gegen Schwangerschaftsstreifen, Dehnungsnarben und gegen bestimmte Akne.

Chemische Verfahren nutzt man eher auf sensiblen Hautflächen wie im Gesicht. Bekannt ist beispielsweise das Einsalzen der Haut in der Sauna oder im Dampfbad. Vornehmlich nimmt man dafür grobkörniges Meersalz. Man kann aber auch preiswertes Kochsalz verwenden. Es öffnet die Poren, und die Hitze löst Schmutzpartikel heraus. Nach der Dusche bestreicht man den Körper oder die Hautpartien beim nächsten Saunagang mit Honig. Das schließt die Poren wieder und macht die Haut geschmeidig weich. Weil es sich um Salzkristalle handelt und man damit mechanisch die Haut bearbeitet, zählt man es auch zu den mechanischen Verfahren. Um die oberflächliche Haut aufzuraspeln, kann man auch Zuckerkristalle verwenden, härtere Bürsten oder Mikrofasertücher. Manche Menschen wie die Japaner schwören gar auf das Einreiben der Haut mit Kaffeesatz. Tonerde oder Sand sind auch beliebte Peelingmittel und ersetzen gleichzeitig die Gesichtsmaske mit. Es gibt beispielsweise Industriepasten mit Sandbestandteilen. Handwerker reinigen sich damit ihre vom Öl verschmierten Hände – nichts anderes als Peeling. Man kann auch kleine Kunststoffpartikel nehmen oder zermahlene Kerne von Aprikosen und Pfirsichen, wie sie einige Bioläden anbieten.

Man sollte aber auch wissen: Peelings fördern das Wachstum von Besenreisern. Wer also weiß, dass er venöse Störungen hat, sollte auf Peelings ganz verzichten.

Bei den chemischen Peelings unterscheidet man drei Stufen der Intensität von Hautreinigung. **Oberflächlich** wirkende Mittel wie Fruchtsäuren (Glykolsäure) oder Lipo-Hydroxy-Säure, **mitteltief wirkende** wie Trichloressigsäure und **tief wirkende** wie Phenolverbindungen. Je stärker ein Peeling ist, umso tiefer liegende Hautschichten werden erreicht und abgetragen. Dabei kommt es auch darauf an, wie lange der chemische Peeling auf die Haut einwirkt. Sichtbar wird es zum Beispiel mit Trichloressigsäure, wenn die zu entfernenden Hautpartien weiß werden. Das Eiweiß der Haut gerinnt (denaturiert) dann nämlich. Das Ergebnis nennt man dann Frosting. Die weiße Schicht ist zerstörtes Protein, das man leicht abschaben kann.

Drei Faktoren sind zu beachten: Die Konzentration der eingesetzten Säure, die Dauer des Einwirkens sowie die Intensität des Einreibens der chemischen Substanz auf der Haut. Bei mitteltiefen bis tief wirkenden Peelings braucht die Haut eine mehr oder weniger lange Regenerations- oder Heilungsphase. Das ist wie bei jeder Art von Verletzungen.

Peeling per Laser

Nichts anderes als Peeling ist daher auch die Behandlung von Hautflächen mit einem Laser. Ob Warzen oder Flecken, Krampfadern oder Besenreiser, mit dem Laser kann man sehr gezielt die unschönen Stellen „befeuern". Auch hier sind unterschiedliche Hautbereiche erreichbar: von oberflächlich bis tief hinein ins Gewebe. Man denke nur an Warzen, die oft tief verwurzelt in der Haut sind. Entsprechend tief muss der Arzt dann auch mit seinem Laser einwirken. Je intensiver der Laser angewendet wird, umso länger dauert auch der Heilungsprozess. Je stärker also ein Peeling angewendet wird, umso heftiger sind allerdings auch seine Nebenwirkungen. Man muss sich also in jedem Fall genau überlegen, was man will. Die behandelte Haut kann über einen Monat Zeit und mehr brauchen, um sich zu erholen und ihre Rot-Färbung wieder abzulegen.

Gefahren des Peelings

Wer seine Haut nur oberflächlich reinigen will, der kann mit einem sanften Peeling viel bewirken. Das schadet der Haut nicht. Allerdings sollte man auch beachten: Wer seine Füße häufig und heftig mit einem mechanischen Peeling traktiert, läuft Gefahr, seine Füße zu verhornen. Wie oben schon erwähnt, sollten Frauen, die bereits Besenreiser haben, kein Peeling anwenden. Denn das fördert deren Wachstum weiter.

Eine größere Gefahr besteht allerdings in der Übertragung von Warzenviren. Solche Infektionen entstehen dann, wenn bei der Behandlung unsauber gearbeitet wird und Visagisten oder Maskenbildner in Hektik und mit geringer Hygiene an die Arbeit gehen. Warzen in Schauspielergesichtern sind keine Seltenheit. So verteilen sich schnell Hautwarzenviren. Man sollte also immer darauf bestehen, nur mit hygienisch einwandfreiem Material behandelt zu werden. Rein vorsorglich empfiehlt sich nach jedem Peeling eine vorbeugende Behandlung gegen Warzeninfektionen oder gar die Abwehr gegen bereits vorhandene Warzen.

Ist Sonne nach dem Peeling erlaubt?

Tiefe oder auch mitteltiefe Peelings bergen die Gefahr von Infektionen in sich. Hier muss unbedingt klinisch sauber gearbeitet werden. In einigen Urlaubsländern werden Anwendungen von fahrenden Händlerinnen direkt am Strand angeboten – Vorsicht! Erstens schwirren hier ohnehin im Freien viele Bakterien und Viren herum. Zweitens sind die Arbeitsmaterialien garantiert nicht sterilisiert. Hier ist dringend von abzuraten, ja man setzt sich geradezu offenen Auges der Infektionsgefahr aus. Bei chemischen Peelings mit Säuren können zudem - unsachgemäß angewandt – Hautverätzungen passieren. Auch muss man wissen, dass Phenol Krebs erregend und Herz schädigend ist. Narben können sich beim Laserpeeling bilden. In der Regel sind die anwendenden Ärzte aber so erfahren, dass Narben eher die Ausnahme sind. Der Patient muss sich natürlich strikt an die ärztlichen Anweisungen halten und seine Ratschläge zur Weiterbehandlung befolgen. Der beste Peeling nützt nichts, wenn man danach hormonelle Verhütungsmittel einnimmt, weil die bekanntlich Pigmentstörungen begünstigen. Auch ausgedehnte Sonnenbäder oder UV-Bestrahlung im Solarium nach einem Peeling sind eher kontraproduktiv, also schädigend. Experten raten: Sonne nach dem Peeling auf jeden Fall für einige Monate ganz meiden! Selbst wenn man zum Einkaufen nur kurz die eigenen vier Wände verlässt, sollte man Sonnencreme mit dem entsprechenden Lichtschutzfaktor verwenden. Bei starker Sonne im Sommer sind Cremes mit sehr hohem Lichtschutzfaktor angesagt.

Peelings selbst herstellen

Viele Menschen sind heutzutage skeptisch gegen Cremes, Pülverchen, Tees und chemische Subtanzen. Allzu oft wurden Jahre später Krebs erregende Stoffe festgestellt oder erwiesen sich solche industriell gefertigten Substanzen als anderweitig schädlich und Allergie auslösend. Konservierungsstoffe, Farbstoffe oder Emulatoren sind nicht gerade das, wonach die Haut schreit. Nichts geht also über das, was man selber zusammengemischt hat. So in etwa nach der alten westfälischen Devise: „Wat der Bur nich kennt, dat fritt er nich! – Was der Bauer nicht kennt, dass isst er nicht!" Die selbst angerührten Peelings sind meist auch noch kostengünstiger. Wir haben eingangs schon die Methode mit Salz und Honig in der Sauna erwähnt. So ähnlich kann man sich

Peelingpasten selbst herstellen. Hier einige Beispiele:

Zucker und Olivenöl

Ein Zucker-Öl-Peeling bereitet man so zu: Dazu gibt man ein paar Löffel Zucker – am besten Rohzucker wegen des höheren Nährstoffanteils – in ein Schälchen und verrührt es intensiv mit ein paar Tropfen Olivenöl. Man kann aber auch ganz normalen Zucker nehmen. Wenn die Mixtur fertig ist, streicht man sie auf die Haut auf, ruhig etwas länger in kreisenden Bewegungen. So lässt man den Peeling für ein paar Minuten (maximal zehn) einwirken und spült ihn dann gründlich wieder ab.

Salz und Milch

Man gibt ein paar Löffel Salz in ein Schälchen, am besten Totes-Meer-Salz. Das ist etwas grobkörniger und hat eine natürliche Heilwirkung.

Aber man kann auch einfaches Kochsalz nehmen. Solange Milch dazu geben, bis eine streichfähige Paste entstanden ist. Dann gibt man diese Peelingpaste ebenso wie die Zuckerpaste in Streichbewegungen auf die Haut. Am besten funktioniert das mit der Hand. Man lässt die Salz-Milch-Paste wieder für einige Minuten einwirken und spült sie dann gründlich mit warmem Wasser ab.

Mandeln, Joghurt und Honig

Zu ein paar Löffeln ungesüßtem Naturjoghurt (Biojoghurt) gibt man etwa die gleiche Menge geriebener Mandeln sowie ein wenig Honig. Alles ist gründlich zu einer streichfähigen Paste zu verrühren. Tragen Sie die Peelingpaste ruhig dick auf und genießen Sie es für ein paar (bis zu zehn) Minuten. Danach spülen Sie auch diese Mixtur wieder gründlich, am besten mit warmem Wasser, ab. Das gibt nicht nur Reinigung, sondern eine wunderschön weiche Haut. Da Joghurt, Öl, Honig und Milch genug Fett enthalten, braucht man die

Haut nach diesem Peeling auch nicht mehr einzucremen.

Peeling mit Himbeeren

Manche mögen es fruchtiger und nutzen die Säure von Beeren für den Peeling. Etwa sechs bis zehn Himbeeren, die es im Sommer frisch gibt, zerdrückt man und mixt sie zusammen mit Salz und bis zu zwei Esslöffeln Sahne zu einer Paste. Diese Mixtur eignet sich besonders für Mischhaut. Da die Beeren-Paste schneller austrocknet, muss man aufpassen, dass sie nicht auf der Haut anklebt.

Jeder sollte individuell für sich ausprobieren, welche Menge und welche Intensität er für sein selbst angefertigtes Peeling braucht, um sein Hautproblem in den Griff zu bekommen. Genial ist: Man kann das alles selbst bestimmen, auch wie lange die Peeling Masse wirkt. Das beeinflusst man mit der Menge der Peel-Komponenten Zucker, Salz oder geriebene Mandeln.

Da legt man nämlich die Stärke des mechanischen Peelings fest. Aber auch hier ist Vorsicht geboten: Höchstens ein- bis zweimal pro Woche anwenden, nicht öfter! Eher nur einmal. Man kann die Komponenten auch tauschen und Quark einsetzen oder flüssige Sahne oder feinen Sand (Vorsicht: unrein!) und Vogelsand (eher geeignet, weil gereinigt). Probieren geht über Studieren. Manche rühren in die Peeling Mixtur gleichzeitig noch Heilerde mit hinein und machen Peeling und Maske zugleich. Andere raten im Gesicht von Zucker ab, weil er dafür zu scharfkantig ist.

Haare auf Frauenbeinen sind für viele Menschen das Unappetitlichste überhaupt. Übertroffen wird es nur noch vom Damenbart – absolut unerotisch und für die Betroffenen echt ein Problem. Die einfachste Methode, die Haare wegzurasieren, reicht vielleicht für zwei Tage. Und das fördert auch den Haarwuchs noch obendrein und macht daraus ein Dauerproblem.

Wie kommen Haare auf Frauenbeine?

Südländerinnen haben kräftigeres Haupthaar und neigen auch eher zu unerwünschtem Haarwuchs an den Stellen, an denen Frau sonst damit nichts am Hut hat. Haarwuchs resultiert aus dem männlichen Hormon Testosteron. Darauf reagieren nämlich den Haarwurzeln. Wenn Frauen also zu viel Testosteron im Körper haben, ist das erst einmal von der Natur so nicht vorgesehen. Frauen haben nämlich eher das weibliche Hormon Östrogen im Körper, das beispielsweise den Busen anschwellen lässt. So gibt es auch Männer, die mit unnatürlichen Brüsten zu kämpfen haben. Bei ihnen ist dann ein Überangebot von Östrogen im Körper, das so auch nicht gewollt ist. Beides kann man mit einer medikamentösen hormonellen Therapie behandeln. Die ist aber auch nicht so ganz ohne. Denn Antiandrogene, die man in diesem Fall einsetzt, um den unerwünschten Haarwuchs zu bekämpfen, können die Eierstöcke beeinträchtigen. Damit wäre der Kinderwunsch gefährdet. Ob solche Anti-Männlichkeitshormone zum Einsatz kommen, entscheidet der Endokrinologe, ein Facharzt für hormonelle Fragen.

Es gibt noch zwei weitere Ursachen-Möglichkeiten: Zu starker Haarwuchs bei Frauen kann seinen Grund in Medikamenten haben, die man einnimmt. So weiß man zum Beispiel von Kortison, dass es solche Eigenschaften hat und den Haarwuchs befördert. Schließlich können unerwünschte Haare aber auch auf eine Krankheit im Körper hindeuten, etwa auf eine Funktionsstörung der Eierstöcke oder auf einen Tumor. Dies alles wird der Facharzt genau prüfen, wenn man mit ihm über das Problem gezielt spricht. Man sollte also das Thema nicht so leicht mit chemischen Mitteln im Selbstversuch vom Tisch fegen.

Haarzyklus und –Aufbau

Unser Haar lebt in einem Zyklus: Wachstum, Übergang und Ruhephase. Das sorgt beispielsweise dafür, dass sich der Mensch wie manche Tiere nie in der Mauser befindet und sein ganzes Fell gleich flächenweise ablegt. 90 Prozent unserer Haare befinden sich immer in der Wachstumsphase, die vier bis sechs Jahre dauert und von Haar zu Haar unterschiedlich einsetzt. Jedes einzelne Haar hat seinen eigenen Zyklus. Deshalb fallen beim Menschen Haare nicht flächenweise aus. Die Übergangs- und Ruhephase dauern jeweils nur wenige Wochen. Wichtig ist: Man muss das Haar in der Wachstumsphase entfernen, um einen permanenten Erfolg zu haben.

Das, was wir als Haar sehen, ist nur der äußere Schaft. Darunter liegt – im Haarfollikel eingebettet - tief bis in die Leder- oder gar Unterhaut reichend die Wurzel mit der Haarzwiebel und der Papille am Ende. Dieses alles macht eins ganz deutlich: Wenn man lediglich den Schaft kappt, ist das nur von kurzem Erfolg. Das ist wie beim Rasenmähen. Das kräftige Wurzelwerk treibt den Grashalm wieder aus dem Boden, so auch beim Haar. Eine dauerhafte Haarentfernung muss also viel tiefer ansetzen und im Wachstum stattfinden.

So entfernt man Haare richtig

Die klassische Rasur - ob nass oder elektrisch - hält je nach Haarstärke und –dichte zwei bis fünf Tage an, bevor man wieder zum Rasierer (Ladyshaver) greifen muss. Wer sich für diese Methode entscheidet, sollte auf jeden Fall dann auch zum Rasiergel, Rasierschaum – oder neuerdings gibt es Kombinations-Präparate aus

Rasier- und Duschgel – greifen. Schon etwas bekannter sind Rasierer, die um die Klinge herum eine feste Rasierseife aus Kakaobutter, Aloe Vera und Vitamin-E haben.

Und danach bitte die gereizte Haut wieder mit einer Aftershave-Lotion beruhigen.

Man sagt auch, durchs Rasieren würden Haare nicht stärker wachsen und auch nicht dicker werden. Wer jedoch einmal anfängt, an seinen Augenbrauen zu schnippeln (beliebte Frage beim Friseur: „Die Augenbrauen und Ohren auch?"), der wird leicht merken, dass sich schnell etwas ändert. Dann muss man nämlich regelmäßig daran arbeiten, oder die Augenbrauen werden zu wuchernden Büscheln. Ähnliches gilt für Naseninnenflügel, Ohrmuscheln und –Ränder. Manchmal ist es eben besser, den leichten Flaum einfach stehen zu lassen und nicht zu kappen. Also, wer seine Beine rasiert, der muss damit rechnen, es schnell wiederholen zu dürfen.

Außerdem ist es reichlich unerotisch, wenn die nachwachsenden Haarstoppel den Partner kratzen. Das ist übrigens ein weiteres Problem: Die Haare kommen garantiert wieder, und man hat dann erst einmal Igelbeine – auch nicht gerade prickelnd!

Mit der Pinzette?

Man kann auch die klassische Methode mit der Pinzette wählen. Doch das dürfte bei tausenden von Beinhaaren recht mühsam und schmerzhaft sein. Die Pinzette eignet sich eher für einzelne Härchen im Gesicht und hat aber auch seine Tücken. Haare wachsen auch so nach, und die Hautdecke kann sich über dem nachwachsenden Haar verstärken, so dass das Haar nicht mehr herausfindet und sich unter der Hautdecke entzündet. Denn beim gewaltsamen Zupfen verletzt man auch kleine Hautpartikelchen.

Vorsicht mit Chemie

Früher hat man öfter chemische Mittel verwendet, als es die modernen Methoden der Haarentfernung noch nicht gab. Auch heute kann man solche Pasten und Cremes (Haarentfernungscreme) noch bekommen und auf die behaarten Hautpartien auf- tragen. Aber Vorsicht: Sie können zu chemischen Reaktionen auf der Haut führen! Deshalb ist vorher unbedingt ein Verträglichkeitstest erforderlich. Probieren Sie an einer kleinen Stelle unter den Achseln ein wenig aus. Es gibt inzwischen auch Duschbäder, die gleichzeitig ein Haarentfernungsmittel enthalten. Sie befeuchten die Haut und tragen dann das Gel auf, verreiben es und duschen sich danach wie gewöhnlich samt den Haaren ab.

Oft riechen allerdings solche Enthaarungscremes aufgrund der Chemie, die sie beinhalten, schon sehr abstoßend. Dieses säurehaltige Produkt trennt nur den oberflächlichen Teil des Haares ab. Nach entsprechender Einwirkzeit kann man den Schaum oder die Creme samt Haaren mit warmem Wasser abwischen. Einer Anwendung an den Beinen steht nichts im Wege, wenngleich auch hier der Erfolg von kurzer Dauer ist. Etwa für eine Woche kann man nach der Anwendung mit haarlosen Beinen rechnen. Aber wie gesagt, man sollte solche aggressiven Stoffe vorher an kleinen Stellen auf Verträglichkeit testen. Hautreizungen und allergische Reaktionen sind möglich.

Epilieren

Bekannt sind auch elektrische oder Batterie betriebene Epiliergeräte, die die Haare wie mit kleinen Pinzetten an den Wurzeln ausreißen. Das sind die klassischen Geräte für Beinhaar-Entfernungen, die man auch für unterwegs in der Handtasche mitnehmen kann. Es ist ein eher mechanisches Verfahren, ähnlich wie die Rasur mit einem Elektrorasierer. Der Epilierer greift nur die Haare fester, tiefer und zieht sie heraus. Eine Anwendung im Gesicht wäre zu brutal. Die mit dem Epilierer entfernten Haare wachsen allerdings auch wieder nach, etwa nach einem Monat.

Wachs

Ähnlich ist es mit Kalt- oder Heißwachs. Sie werden auf die behaarten Hautpartien aufgetragen. Diese Methode ist an den Beinen sehr verbreitet. Das Wachs wird in Haarrichtung aufgetragen und nach der Einwirkzeit gegen die Haarrichtung abgerissen. Kalt- oder Heißwachs befinden sich meist auf einer Folie, die man dann nach der Einwirkzeit mit einem festen Ruck wieder abziehen kann. Der Kalt- oder Heißwachs hat dann die Haare mit aufgenommen, so dass man sie aus der Haut herausreißt. Man sieht schon, dass es sich auch hier um ein schmerzhaft brutales Verfahren handelt, das im Gesicht nicht angewendet werden könnte. Auch hier ist der Erfolg nur von kurzer Dauer, denn nach etwa vier Wochen wachsen auch hierbei die Haare wieder nach.

Blondieren

Eine andere Methode ist das Blondieren von Haaren. Man sucht sich einen Farbton aus, der der Haut sehr nahekommt. Die feinen Härchen an den Beinen färbt man dann eben blond, und sie stechen deshalb auch nicht mehr so sehr hervor, also eine rein optische Methode, die man auch getrost im Gesicht anwenden kann. Manche Frauen verwenden gerade auch im Gesicht dann ein etwas stärkeres Make-up oder Puder.

Dauerhaft oder permanent?

Ein geradezu wissenschaftlicher Streit ist über die Begriffe dauerhafte und permanente Haarentfernung entstanden. Dauerhaft darf sich nach landläufiger Meinung schon das Verfahren nennen, das neue Haare erst drei Monate später als in ihrem normalen Zyklus nachwachsen lässt. Das ist aber nicht permanent, denn dann wächst nichts mehr nach. Wenn man also nach Möglichkeiten der Haarentfernung sucht, muss man die Begriffe genau kennen. Deutlicher ist man da in den USA. Dort wird zwischen Photo-Waxing

(Epilation mit Wachs), temporärer und permanenter Haarentfernung unterschieden.

Foto-Epilation oder Laserbehandlung

Einen permanenten Erfolg versprechen sich die Fachleute von der Haarentfernung mittels Lichtenergie oder Laser. Die so genannte Photoepilation arbeitet mit einer punktuellen Hitze von etwa 70 Grad Celsius. Dabei zerstört die Energie die Haarwurzel und verschließt sie dauerhaft. Der gesamte Haarfollikel wird so zerstört. Der Fachmann muss aber vorher genau prüfen, ob dieses Verfahren für das zu behandelnde Haar auch geeignet ist. Nicht jedes Haar, zum Beispiel nicht zu dünnes und zu helles, eignet sich dafür.

Neuere Verfahren sind meist Weiterentwicklungen auf dieser Basis, etwa die elektro-optische Epilation. Hier wird die Synergie aus Radiofrequenz (Hitze), Blitzlampentechnik (Licht) und Kühlung in einem Impuls genutzt. Dadurch erhöht sich die Eindringtiefe. Eine effiziente Energiemenge dringt von innen und außen an den Haarfollikel, um ihn für immer zu veröden, und das auch bei hellem und dünnem Haar.

Wie geht Elektro-Epilation?

Eine auf Strom basierte Epilation garantiert laut Anbieter eine permanente und risikofreie Haarentfernung, und das auch unabhängig von Hautfarbe, Haarfarbe und Haarstärke. Selbst helles und weiches Flaumhaar wird so entfernt. Das Verfahren kann selbst im Gesicht, zum Beispiel auf der Oberlippe, angewendet werden. Eine hauchdünne sterile Sonde wird direkt in den Haarkanal eingeführt. Exakt dosierter Strom erhitzt das Haarinnere und verödet den Follikel. Ob mit Gleichstrom, Wechselstrom oder einer Kombination aus beiden gearbeitet wird, man nennt die Verfahren dann Elektrolyse, Thermolyse oder Blend-Epilation. So wird man das lästige

Problem mit den Haaren auf Frauenbeinen los.

Viele Cremes und Pasten

Wer im Internet sucht, stößt auf viele Cremes, Gels und Pasten. Natürliche Extrakte und Kräutergemische, Wadenwickeln, Umschläge und was es nicht alles gibt. Zuckerpaste mit Enzymen, Gels mit Wirkung in drei Minuten, Erfolge bis zu sechs Wochen Dauer: Es gibt viele Produkte auf dem Markt, weil die Nachfrage entsprechend groß ist. Frauen geben für die Schönheit ihrer Beine manchmal ein Vermögen aus. Man sollte sich aber bei allen chemischen Tinkturen oder auch Kräuterextrakten genau überlegen, was man seiner Haut zumuten will. Am besten ist immer noch der zuvor eingeholte Rat des Dermatologen oder Endokrinologen, also vom Facharzt für Hautkrankheiten oder hormonelle Fragen. Die können Ihnen genau sagen, wie den Haaren auf Ihren Beinen am besten beizukommen ist. Aber auch das Internet bietet viele Informationen, die man sich erst einmal erlesen kann. Bevor Sie also einen Selbstversuch starten, informieren Sie sich erst einmal umfassend. Schauen Sie auch in Foren hinein, in denen Frauen über ähnliche Probleme diskutieren. Manchmal finden Sie hier nützliche Tipps. Oder eröffnen Sie ein neues Diskussionsforum mit Ihrem speziellen Problem. Auch in Blogs berichten Frauen gelegentlich über den Verlauf ihrer Behandlungen.

Vorbeugeprogramm für schöne Beine

Wie eingangs bereits gesagt kann Frau für schöne Beine mit einfachen Mitteln ganz viel tun. Rechtzeitig vorgesorgt hilft es später, größere Anstrengungen zu vermeiden. Wer rechtzeitig ein Bewusstsein für seine Beine entwickelt, hat es später leichter und kann lange mit diesem Pfund wuchern. Frauen sollten schon früh etwas für ihre Beine tun. Ob Ernährung oder Gymnastik, Cremes oder Massagen, vieles ist einfach, aber effektvoll. Ob straffe Haut, gute Proportionen, angenehme

Farbe oder Geschmeidigkeit – so kommen Frauenbeine auf jeden Fall richtig zur Geltung.

Das passende Schuhwerk

Beim Schuhwerk fängt bereits die Pflege von Frauenbeinen an. Wer immer hochstöckelig daherkommt, wird das irgendwann auch an den Beinen zu spüren bekommen. Tragen Sie deshalb ruhig einmal für längere Zeit im Urlaub und in Ihrer Freizeit normale Schuhe mit guter Passform und einem bequemen Fußbett. Nicht nur Ihre Füße werden es Ihnen danken. Die Beine erholen sich darunter. Stöckelschuhe sollten also eher die Ausnahme bleiben. Es gibt auch modische Schuhe ohne extrem hohe Absätze. Und stehen Sie bitte zu Ihrer Figur und Körpergröße. Sie müssen sich nicht immer größer machen als Sie es in Wirklichkeit sind. Und wenn Sie schon mit der Mode mitgehen wollen, achten Sie beim Schuhkauf auch auf die Bequemlichkeit, nicht nur auf Optik.

Man kann durch Gymnastik vieles für die Beine tun. Verabreden Sie sich doch regelmäßig mit einer guten Freundin und machen Sie es im Team. Das spornt an und vermindert auch ein wenig den Leidensdruck. Man hat einen festen Termin, und fertig aus basta. Den gilt es einzuhalten.

Der Beinheber

Nehmen Sie Isomatten oder Schaumstoffmatten. Legen Sie die auf den Boden Ihres Wohnzimmers oder dort, wo etwas Platz ist. Dann legen Sie sich auf die linke Seite. Stützen Sie jetzt Ihren Kopf mit dem linken Arm ab. Jetzt strecken Sie beide Beine. Spannen Sie nun das rechte Bein mit Ihrem Po kräftig an und heben es senkrecht langsam hoch. Knicken Sie dabei aber bitte nicht im Becken ein und verdrehen Sie Ihr Bein nicht. Ihr Knie muss bei dieser Übung die ganze Zeit nach vorne gerichtet sein. Auch auf Ihre Atemtechnik sollten Sie achten: Heben Sie das Bein, dann atmen Sie aus, senken Sie das Bein, dann atmen Sie ein. Diese Übung in der Lage wiederholen Sie insgesamt zehnmal. Jetzt legen Sie erst einmal eine kurze Pause ein. Sie legen sich dazu auf den Rücken und lassen einige Atemzüge ganz locker. Dann wechseln Sie die Position auf die rechte Seite, legen Ihren Kopf auf den rechten Arm und wiederholen die Übung auch wieder zehnmal, diesmal aber mit dem linken Bein. Haben sie das geschafft, legen Sie wieder eine kurze Pause auf dem Rücken liegend ein und lassen abermals locker zum Entspannen.

Grätschen Sie doch mal

Jetzt folgt die Dehnung in der Grätsche. Dazu setzen Sie sich mit den gestreckten Beinen auf den Boden. Jetzt spreizen Sie Ihre Beine soweit Sie können auseinander. Ideal wäre ein 90-Grad-Winkel. Es darf sich aber nicht unangenehm und schmerzhaft anfühlen. Nun drehen Sie Ihren Oberkörper so weit, dass Ihre Brust dem linken Fuß zugewandt ist. Jetzt beugen Sie Ihren Oberkörper über das linke Bein etwa als wollten Sie mit Ihren Fingerspitzen Ihre linken Zehen erreichen. Das linke Bein wird dabei gedehnt. Atmen Sie beim Vorbeugen aus. Der Rücken sollte möglichst gerade bleiben. Machen Sie nur so viel von der Übung, wie es Ihr Körper schmerzfrei zulässt. In dieser Stellung atmen Sie zehnmal ein und aus, und achten Sie darauf, dass Sie tief in Ihren Bauch einatmen. Diese Übung trainiert Bein- und Bauchmuskulatur, sorgt so für straffe Beine.

Rad fahren im Liegen

Eine andere Übung ist die des Radfahrens, aber mit dem Rücken auf dem Boden liegend. Legen Sie sich also auf den Rücken. Strecken Sie Ihre Beine senkrecht nach oben und strecken Sie mit beiden

Händen Ihren Po nach oben, so dass nur noch Kopf, Oberarme und Nacken auf der Matte liegen. Jetzt strampeln Sie senkrecht in die Luft gegen unsichtbare Pedale. Und dabei werden Sie immer schneller und schneller, bis Sie langsam wieder in die Normalgeschwindigkeit zurückkommen. Die ganze Übung sollte etwa fünf Minuten dauern. Das strafft die Beine, vor allem die Waden, und sorgt so für eine dauerhaft schöne Form.

Gehen Sie unter die Fuß Maler

Was halten Sie von Fußmalerei? Malen Sie doch mal eine Acht mit ihren Beinen. Wie das geht? Ganz einfach: Sie setzten sich mit gestreckten Beinen auf den Boden. Nun stützen Sie sich mit Ihren Händen hinter dem Rücken auf dem Boden ab. Heben Sie beide Beine an. Und jetzt malen Sie mit beiden zusammenbleibenden Beinen eine liegende Acht in der Luft. Vorsicht: Das Einatmen nicht vergessen, tief in den Bauch atmen. So malen Sie möglichst zehn Achten, ohne zwischendurch den Boden zu berühren. Danach ruhen Sie sich auf dem Rücken liegend wieder aus und genießen die Ruhe.

Machen Sie mir die Kobra, bitte!

Ein Begriff aus dem Yoga beschreibt die nächste Übung: „Kobra". Machen Sie also ruhig mal die Kobra. Das geht so: Legen Sie sich lang gestreckt auf den Bauch. Ihre Stirn berührt dabei den Boden. Mit den Handinnenflächen stützen Sie sich neben dem Becken eng am Körper liegend auf dem Boden ab. Ihre Fußspitzen sind aufgerichtet auf dem Boden. Nun heben Sie Ihre Beine langsam ausgestreckt senkrecht an. Wenn es Ihnen gelingt, nun auch noch das Becken anzuheben, ist die Übung perfekt. Sie halten Beine und Becken so lange ausgestreckt in der Luft, wie Sie es können. Danach dürfen Sie Beine und Becken wieder langsam zu Boden lassen und sich ausruhen. Legen Sie Ihren Kopf zu Seite, auch Ihre Fußspitzen dürfen jetzt seitlich abrollen. Diese

Übung wiederholen Sie dreimal. Es ist eine besonders schwere Übung, die nicht beim ersten Mal gleich klappt. Es dauert, bis Sie genügend trainiert sind. Je öfter Sie jedoch diese Übung machen, desto höher bekommen Sie Beine und vielleicht auch Becken. Diese intensive Anstrengung erfordert eine ausgedehnte Ruhephase.

Lassen Sie Oberschenkel kreisen

Im Stehen geht folgende Übung, die Sie auch im Büro absolvieren können: Sie stellen sich gerade hin und winkeln Ihren rechten Oberschenkel so an, dass er mir Ihrem Unterschenkel einen 90-Grad-Winkel bildet. Ziehen Sie jetzt mit dem Knie Kreise, indem Sie den Oberschenkel dazu anheben und ihn nach rechts außen drehen, und das, so weit Sie es schaffen. Senken Sie jetzt den Oberschenkel wieder ab und gehen langsam zur Ausgangsposition wieder zurück. Sie werden vielleicht Schwierigkeiten haben, Ihr Gleichgewicht zu halten. Macht nichts. Nehmen Sie einen Stuhl zur Hilfe und stützen sich darauf mit entgegen gesetzter Hand oder an einer Wand ab. So kreisen Sie insgesamt fünfzehnmal mit dem rechten Knie rechts herum und fünfzehnmal mit dem linken Knie links herum. Gönnen Sie sich ruhig zwischendurch eine Erholungspause. Diese Übung stärkt und formt vor allem die Oberschenkelmuskulatur.

Straffe Beine? Aber nur mit Gummi!

Früher nannte man es Däuser-Band, nach dem berühmten Physiotherapeuten Erich Däuser, der von 1951 bis 1982 die deutsche Fußballnationalmannschaft betreute. Er fing mit einem einfachen Fahrradschlauch im Training an, um Muskeln zu stärken. Heute hat man daraus Latexbänder jeder Größe und Stärke vor allem fürs medizinische Aufbautraining nach Verletzungen perfektioniert. Besorgen Sie sich doch ein solches Thera- oder Dauerbad in jedem Sportgeschäft. Wickeln Sie es um beide Füße und machen einen kräftigen Knoten ins Gummiband. Nun können Sie mit verschiedenen Übungen gezielte Partien Ihrer Beine und Knie trainieren. Stellen Sie sich gerade hin. Beide Beine sind gestreckt. Das Band liegt um die Fußgelenke. Nun strecken Sie den rechten Fuß nach hinten aus, wohlgemerkt gestreckt halten. Stützen Sie sich an einem Tisch oder Stuhl ab. Das wiederholen Sie ein paar Mal. Dann legen Sie eine kurze Erholungspause ein und üben es mit dem linken Fuß. Was meinen Sie, wie Ihre Muskulatur in den vorderen Oberschenkeln gestrafft wird. Die gleiche Übung machen Sie mit einem Strecken des linken Beines nach links mehrmals und umgekehrt des rechten Beines nach rechts. Die Übung können Sie im Sitzen wiederholen, indem Sie das

Kautschukband auf Kniehöhe ziehen und nun das linke Knie nach links strecken, wobei der Fuß auf dem Boden bleibt und Sie einen rechten Winkel zwischen Ober- und Unterschenkel bilden. Das gleiche wiederholen Sie mit dem rechten Knie. Drei Atemzüge lang sollten Sie so in der ausgedehnten Position verharren und das fünfmal wiederholen. Man stärkt dadurch nicht nur bestimmte Muskelgruppen, sondern fördert auch noch die Koordination, den sicheren Gang.

Sportstudio oder Fahrrad?

Natürlich gibt es auch andere Gymnastikübungen, die die Beinmuskulatur straffen und für ansprechende Tretereien sorgen. Holen Sie doch einfach mal wieder Ihr Fahrrad aus der Garage und machen nicht jeden Kurzweg mit dem Auto. Strampeln Sie sich fit. Das stärkt Waden und Oberschenkel, führt zu angenehmen Formen und verhindert Puddingbeine. In Sportstudios gibt es spezielle Kraftmaschinen für die Beine, die Sie auch individuell auf Ihre Verhältnisse einstellen können. Sie liegen auf einer bequemen Bank und treten Gewichte nach vorne oder in die Höhe. Das strafft gleichmäßig. Genauso gibt es Laufbänder, an denen Sie die Schnelligkeit regulieren können. Oder setzten Sie sich mal wieder auf den Heimtrainer oder das Ergometer-Fahrrad. Neben straffen Beinen purzeln auch noch die Pfunde.

Ob Nordic oder Aqua, alles Walking oder was?

Es gibt immer neue Trends, auch im Sport. Nicht jedes Neue eignet sich für die Beine. Nordic Walking oder Aqua Jogging, beides ist jedoch gut für Ihre Beine. Beim Nordic Walking trainieren Sie gleichzeitig Muskeln der Schulter und Arme mit. Beim Aqua Jogging werden vor allem die Knie schonende Beinbewegungen eingesetzt. Das stärkt Beinmuskulatur und den straffen Aufbau der Beine, baut Fettpölsterchen ab und gibt Beweglichkeit.

Wenn Sie überwiegend sitzende Tätigkeiten, etwa am Computer, haben, dann gibt es kleine Tricks, um die Beine in Form zu halten und Krampfadern vorzubeugen. **Wippen** Sie öfter mal auf Ihren **Zehenspitzen**. So bringen Sie das Blut in Wallung. Oder **strecken** Sie Ihre **Beine** aus und stellen die **Füße** auf die **Fersen**. Auch in dieser Position ruhig mal die **Fußspitzen** nach links oder rechts **drehen** soweit es geht. **Kreisen** Sie die **Beine** unter Ihrem Schreibtisch. **Drehen** Sie die **Füße** nach links oder rechts. Stellen Sie ein kleines **Höckerchen** unter Ihren Schreibtisch, so dass Ihre Beine etwas höher liegen. Wenn das alles nichts hilft, müssen Sie **aufstehen** und sich mal für eine Viertelstunde etwas **bewegen** oder zur Toilette gehen. Drehen Sie ruhig im Büro mal Ihre Runden. Oder lehnen Sie sich zurück. Vielleicht haben Sie auch einen **Ruheraum**, wo Sie sich mal für ein paar Minuten **hinlegen** können. Wichtig ist: Ihre Beine brauchen auch nach langem Sitzen die Liegephase, um sich zu erholen und die

Blutzirkulation wieder in Gang zu setzen.

Gönnen Sie Ihren Beinen eine Massage

Gönnen Sie sich etwas und tun Sie Ihren Beinen etwas Gutes. Eine gezielte Massage der Beine und Füße können hier Wunder bewirken. Vor allem dann, wenn Ihre Beine arg strapaziert wurden, brauchen sie unbedingt Erholung. Und wenn Sie venöse Probleme haben, also eine gewisse Anfälligkeit für Krampfadern oder Besenreiser, dann empfehlen sich Massagen. Mit gezielten Handbewegungen kann man Muskulatur und Haut straffen, den Blutfluss in den Beinen anregen und die Struktur der Venen dehnen sowie möglicherweise Einlagerungen lösen. Wasser wird aus den Beinen gedrückt, und schließlich tut eine solche Massage auch dem ganzen Wohlbefinden gut. Beschränken Sie sich dabei aber nicht nur auf eine Fußsohlenreflexmassage. Suchen Sie sich einen solchen Masseur oder Masseuse aus, die etwas von Frauenbeinen verstehen!

Im Wechsel von Kraft- und Ausdauerübungen liegt die Kunst, Beine zu straffen. Die **Ausdauerübungen** bringen Sauerstoff in das Blut und in alle Muskeln. Mit den **Kraftübungen** kann die Energie der Muskeln voll ausgeschöpft werden und so das Volumen der Energielieferanten erhöhen. Sie sollten immer eine Kraftübung und eine Ausdauerübung im Wechsel machen, wobei die Reihenfolge unerheblich ist. Mit folgendem Training, das 25 Minuten dauert und drei- bis viermal pro Woche absolviert werden sollte, haben Sie optimale Übungen für schöne Beine.

Ausdauertraining

- Gehen Sie eine Minute lang auf einer Stelle und ziehen Sie die Knie dabei so hoch wie möglich. Die Knie sind ständig leicht gebeugt und die Arme schwingen leicht mit.

- Stellen Sie sich gerade hin, einen Fuß zur Seite stellen, den anderen ziehen Sie ran. Links, rechts immer im Wechsel. Dabei sind der Oberkörper gerade und die Knie leicht gebeugt. Dies machen Sie eine Minute lang.

- Gehen Sie in die leichte Grätsche, lassen Sie die Knie dabei etwas gebeugt. Heben Sie die rechte Ferse in Richtung Po, dann auf die linke wechseln. Wieder eine Minute lang.

Krafttraining

- Legen Sie sich auf die linke Seite und stützen Sie Ihren Kopf auf dem Arm ab. Die rechte Hand liegt vor dem Körper und die Beine sich leicht gebeugt. Das rechte Bein in Hüfthöhe anheben und dann wieder senken, jedoch nicht ganz ablegen. Nach 20 Wiederholungen folgt ein Seitenwechsel.

- Legen Sie sich auf den Rücken. Stellen die Füße hüftbreit auf und heben Sie das Becken so weit an, dass der Oberkörper und die

Oberschenkel eine Linie bilden. Ziehen Sie die Oberschenkel auseinander und dann wieder zusammen. Dabei halten Sie den Po angespannt. Das wiederholen Sie zehnmal.

- Sie legen sich auf den Rücken und stellen den linken Fuß auf. Das rechte Bein wird angehoben, und der Po kommt hoch. Strecken Sie das rechte Bein beim Ausatmen, und beim Einatmen beugen Sie es. Bauch und Po angespannt halten, 20-mal wiederholen.

Muskelkater verhindern!

Damit des nach einer Trainingseinheit nicht zu einem Muskelkater kommt und damit die Sehnen und Gelenke immer schön geschmeidig bleiben, bieten sich folgende Übungen an:

- Legen Sie sich auf den Rücken und heben Sie nacheinander die Knie an. Die Hände legen Sie von innen an die Knie und drücken so die Beine nach außen. Diese Dehnung halten Sie eine Weile und atmen dabei tief durch.

- Drehen Sie sich auf die linke Seite und machen Sie sich lang. Der Kopf liegt auf dem Arm und mit der rechten Hand wird der rechte Fuß sanft zum Po geführt. Tief durchatmen und einige Sekunden anhalten.

- Im Schneidersitz stellen Sie den rechten Fuß über das linke Bein und dehnen mit der linken Hand das rechte Knie gegen den Oberkörper. Seitenwechsel nicht vergessen.

- Sie legen sich auf den Bauch. Die Fußspitzen zeigen nach außen. Stützen Sie sich auf die Unterarme und heben Sie den Körper langsam an. Die Dehnung einige Zeit halten und tief einatmen.

- Zum Schluss legen Sie sich auf den Rücken und machen sich lang. Strecken Sie beim Ausatmen den rechten Arm und das rechte Bein und halten Sie die Dehnung kurz. Wechseln Sie dann die Seite und wiederholen Sie die Übung, solange es ihnen angenehm ist.

Bäder machen müde Beine munter

Bäder machen müde Beine wieder munter. Das wussten schon die alten **Römer** und haben das in ihren Thermen häufig eingesetzt. Bekannt ist Sebastian **Kneipp**, der mit kalten Wassergüssen auf Beine und Arme sogar Menschen heilte. Die Kneippschen Anwendungen gehören heute zum Standard-Repertoire jeder Kur. Der Wechsel zwischen kalt und warm regt den Blutkreislauf nicht nur in den Beinen kräftig an. Müde Beine werden durch solche Wechselbäder wieder munter. So sind Anwendungen bekannt, in denen man durch eiskalte Bäder läuft und dann durch warm-heiße Wasserbecken. Stellen Sie sich abends öfter mal in die Dusche und probieren es mit kalten und heißen Güssen auf die Beine. Sie werden sich wundern, wie munter Ihre Beine wieder werden und wie sich Ihre Haut strafft.

Sauna und Beine?

Ähnlich ist das Prinzip ja auch in der Sauna. Nach dem Saunagang von 10 bis 15 Minuten Dauer bei rund 80 Grad Celsius Hitze sollte man sich eiskalt abduschen oder in ein eiskaltes Bad tauchen. Das Prinzip hier ist auch wieder das Öffnen der Poren und das Schließen. Wenn man es richtig macht, wird man von Saunagang zu Saunagang feststellen, wie die Haut schwitzt und damit den Dreck nach außen treibt. Gleichzeitig kommt der Kreislauf in Wallung. Aber nicht für jeden ist Sauna angesagt. Auch hier gilt: Fragen Sie lieber einmal mehr Ihren Hausarzt.

Bekannt sind auch Kräuterbäder. Seit alters her weiß man, dass sich bestimmte Kräuter sehr günstig auf die Haut auswirken. Inzwischen ist auch wissenschaftlich festgestellt, dass deren ätherische Öle und Harze über die Haut in den Kreislauf gelangen und auf den Organismus einwirken. Für Kräuterbäder haben Sie zwei Möglichkeiten: Entweder Sie kaufen einen fertigen Badezusatz in der Apotheke, oder Sie brühen selber die getrockneten Kräuter auf und geben den Sud dem Badewasser bei. Einen ähnlichen Effekt erfüllen auch Kräuteröle, die Sie ebenfalls in der Apotheke bekommen. Die Zahl der als Badezusätze geeigneten Kräuter ist außerordentlich groß.

So weiß man, dass **Pfefferminz** die Haut reinigt und sie erfrischt. Ebenso spülen Kleiebäder

Schmutzpartikel aus den Poren der Haut. **Kleie** wirkt nämlich tief in die Poren hinein. Nach einem Kleiebad darf man nicht duschen, sondern wickelt sich in ein Badetuch und legt sich für eine halbe Stunde hin. **Milchbäder**: Anderthalb Liter Milch oder **Buttermilch** in lauwarmes Badewasser geben, 25 Minuten auf die Haut einwirken lassen, so ist es wie ein Hauttonikum, wobei das Eiweiß der Milch besonders auf die Haut einwirkt und das Fett den Beinen Nahrung gibt. **Zitronenbäder** reinigen die Haut und erfrischen sie. **Rosskastanie** (Extrakt) fördert vor allem die Durchblutung von Beinen. Sie kräftigt die Gefäße und kann Besenreisern sowie Krampfadern vorbeugen beziehungsweise sie wieder zurückbilden. Schon die alten Römer erkannten die heilende Wirkung der Rosskastanie. Die ätherischen Öle des **Lavendel** machen müde Beine wieder munter (auch **Melisse**) und lösen Krämpfe. Bei allen Bädern sollte man aber danach Ruhephasen einplanen. Bekannt ist auch die Wüstenlilie **Aloe Vera**, die als Heilpflanze vielfältige Anwendung in Cremes und Extrakten findet, so gegen Schuppenflechte, Neurodermitis und andere Hauterkrankungen. Man kann deren Blätter auch auf Hautpartien mit einem Verband fixieren, damit sie länger einwirken. Mit Kräutern aus der Natur kann man viel für die Beine bewirken.

Cremes als Muntermacher?

So wie Kräuterbäder müde Beine wieder munter machen, gibt es auch entsprechende Cremes. Denn oft sitzt man gerade im Büro oder ist unterwegs, wenn das Problem auftritt oder wenn man gerade schöne Beine braucht. Dann ist es schlecht, ein Bad zu nehmen. Hierfür gibt es aber Cremes, die oft ähnliche Inhaltsstoffe enthalten. So etwa Cremes mit Rosskastanienextrakt oder von rotem Weinlaub. Das hat noch einen zweiten Effekt: Man massiert gleichzeitig seine Beine beim Eincremen und fördert so die Zirkulation des

Blutes. Folgender Tipp ist wichtig: Beim Eincremen von der Ferse aufwärts, also Richtung Herz, massieren. Anschließend legen Sie die Beine für einige Minuten hoch. Das verstärkt den Wohlfühl-Effekt. Es gibt auch andere, vitalisierende Gels, die die Beine schnell wieder auf Trab bringen.

Lange Flüge, was tun?

Wenn man weiß, dass für längere Zeit die Beine in einer so genannten „Zwangshaltung" eingeklemmt sind, sollte man Vorkehrungen treffen. Das passiert bei einer langen Bahn- oder Autofahrt oder bei einem interkontinentalen Flug über mehr als zehn Stunden. Manche Ärzte schwören darauf, wie im Krankenhaus bei langer Bettlägerigkeit **Thrombosespritzen** in den Bauch zu geben. So können Flugreisende auch solche unkomplizierten Einwegspritzen mitnehmen und sich selbst verabreichen wie bei Insulinspritzen. Oder man zieht **Kompressionsstrümpfe** an. Die pressen die Venen zusammen und verhindern ein Ausdehnen. So erhalten Sie die Form Ihrer Beine.

Es gibt sogar eine spezielle **Creme gegen Krampfadern**. Wer die regelmäßig und rechtzeitig anwendet, sorgt für eine gute Zirkulation des Blutes in seinen Beinen. Aber auch bei schon bestehenden Besenreisern und Krampfadern hilft die Creme, die übrigens auch wiederum **Rosskastanien-Extrakt** enthält. Täglich morgens und abends von der Ferse aufwärts drei Minuten lang einmassiert, bewirkt sie eine wohltuende Heilkraft auf die Beine.

Tipps für den Urlaub

Es spielt keine Rolle, ob in der Luft oder auf der Straße – wer frisch ist, reist einfach besser.

Besonders die Beine leiden auf Reisen, denn im Flugzeug beispielsweise ist die Luft **trockener** als in der Wüste. Die Luftfeuchtigkeit in ungefähr 10.000 Metern Höhe beträgt nach zwei Flugstunden nur noch zehn Prozent. **Cremen** Sie Ihre Beine vor dem Flug ausreichend ein, dann kann Ihnen die trockene Luft nichts anhaben. Ein bisschen Sport ist ebenso effektiv. Ob im Flugzeug oder in der Pause bei einer längeren Autofahrt, **strecken** Sie die **Beine** so aus, dass die Füße vom Boden abgeben. **Wippen** Sie dann vor und zurück, als ob Sie ein Gaspedal treten würden. Diese kleine Übung regt die **Durchblutung** an, und **schwere Beine** gehören der Vergangenheit an. So bleiben Frauenbeine auch im Urlaub schön und attraktiv.

Gesund leben hilft schönen Beinen

Der beste Weg auch für schöne Frauenbeine ist ein gesunder Lebensstil. Dazu gehört eine ausgewogene Ernährung, reichlich Flüssigkeit in Form von Mineralwasser, abwechslungsreiche Kost, nicht zu viel Fett, nicht zu viel Alkohol und möglichst kein Nikotin. Denn das Zigarettenrauchen lässt bekanntlich die Haut schneller altern. Insbesondere im Gesicht macht sich das bemerkbar. Natürlich ist regelmäßige Bewegung auch für die Beine gut. Stress ist ein weiterer Faktor. Zu viel Stress und Arbeit belasten die Beine. Umweltgifte wie Abgase oder UV-Strahlung und Umweltverschmutzung sind besonders für die Haut schädlich. Man denke nur an das Bad im verseuchten See, was der Haut sicher nicht bekommt. Auch die Beine brauchen Erholung. Gönnen Sie Ihren Beinen ab und zu eine Pause. Legen Sie sie hoch und lassen das Blut wieder zurückfließen.

Auch die Beine brauchen ein Programm

Gerade wenn Beine durch Beruf oder andere

Umstände arg strapaziert wurden, sollten Sie ganz bewusst eine Ruhe- und Erholungsphase mit einplanen. Wenn Sie dazu noch schwanger sind oder gerade entbunden haben, denken Sie daran, nicht nur zur Vorbereitung auf die Geburt Gymnastik zu treiben. Auch Ihre Beine und Ihr Po brauchen das zur Vorbeugung gegen Ausdehnung.

Anti Aging Cremes für Beine?

Die so genannten Anti Aging Cremes sind eher etwas fürs Gesicht. Die gegen das Altern der Haut eingesetzten Collagen-Cremes sollten nämlich die Falten im Gesicht und um die Augen verhindern helfen. Wer sie rechtzeitig und regelmäßig anwendet, kann so seiner Haut etwas Gutes tun. Sie straffen und glätten, halten die Haut geschmeidig und elastisch und verhindern Lederhaut-Effekte, aber auch nur dann, wenn man sich nicht extremen Sonnenbädern aussetzt und extrem stark raucht. Allerdings sind solche Cremes für die großflächige Behandlung der Beine wohl eher nicht geeignet, weil sie auch nicht die speziellen Probleme von Venenschwächen und hormonellen Schwanken angehen. Aber eine tägliche Körperlotion tut auch Ihren Beinen gut.

Blutegel für die Beine?

Heute wird das Setzen von Blutegeln beispielsweise auf Krampfadern weniger angewendet, weil es zeitaufwendig ist und Ärzte das kaum noch machen. Manche Heilpraktiker dagegen setzten dieses Verfahren immer noch ein. Man legt den rot-schwarzen Saugwurm auf eine Krampfader. Entweder durch den Geruch der Haut oder durch ein kurzes Anstechen und den Blutfluss leckt der Blutegel sprichwörtlich Blut. Etwa eine Stunde lang saugt er sich voll. Man sieht das auch daran, dass er Schlangenbewegungen macht und dicker wird. Danach fällt er von selbst ab. Die

Stelle kann allerdings noch bis zu 24 Stunden nachbluten. Der Blutegel nimmt dabei bis zu 10 Kubikzentimeter Blut auf, mitsamt der Nachblutungsmenge kann eine Behandlung bis zu 50 Kubikzentimetern Blutverlust führen. Wichtig hierbei ist die Einwirkung des Tierspeichels in die behandelte Stelle. Dadurch wird das Blut dünnflüssiger und seine Gerinnungsneigung nimmt ab. Gerade dadurch entstehen ja solche Stauungen wie Krampfadern oder Besenreiser. Der Blutegel sorgt also für Entstauung und einen gesunden Blutkreislauf sowie geordnete Stoffwechselver-hältnisse. Altes, entzündetes Blut wird abgesaugt und macht frischem, neuem Platz. Der Heilungsprozess ist damit abgeschlossen. Die Wirkung erstreckt sich auch auf die Lympfbahnen und sorgt so dafür, dass die Schmerzen auch schnell nachlassen.

Allerdings muss man auch erwähnen, dass die Ursachen von Krampfadern damit nicht beseitigt werden können. Die liegen nämlich an ganz anderer, tieferer Stelle. Eine solche Behandlung lässt sich auch nur bei einzelnen Krampfadern anwenden. Wenn gleich ein ganzes Bein betroffen ist oder größere Krampfadern vorliegen, sind Blutegel eher ungeeignet.

Vorbeugen gegen Krampfadern und Co

Wer eine angeborene Bindegewebsschwäche hat (das stellt der Phlebologe fest, ob Venen noch gut arbeiten oder nicht), der sollte beizeiten vorbeugen, etwa durch regelmäßiges Tragen von Stützstrümpfen. Wie der Name es schon sagt, stützt er die Außenstruktur der Venen, indem er dagegenhält. Die Venen haben so keine Chance, sich aus der Haut her auszudehnen. Durch den Druck, den die Stützstrümpfe ausüben, verkleinert sich der Durchmesser der gedehnten Gefäße und steigert den Rückfluss des Blutes zum Herzen.

Solche Strümpfe geben ihnen Halt. Angenehm zu tragen sind sie natürlich nicht gerade, vor allem nicht im Sommer. Aber es gibt sie heute schon in allen modischen Facetten, so dass sie kaum mehr auffallen. Stützstrümpfe sind heute keine Liebestöter mehr. Man bekommt sie in allen Farben und Stärken, halterlos, als Strumpfhosen. Da es ein fester Strumpf ist, der stramm an der Haut anliegt, fühlt man sich ein wenig beengt. Aber was tut man nicht alles für schöne, gesunde Beine.

Ferner ist regelmäßiger Sport eine gute Vorsorge auch im Fall von Besenreisern und Krampfadern. Hier eignen sich besonders Walken, Schwimmen, Skilanglauf und Radfahren. Die Beine sollten Sie so oft es geht hochlegen.

Und ruhig öfter mal kalte und warme Güsse im Wechsel auf die Beine geben. Das regt die Durchblutung an.

Wer aber nicht ganz so optimale Proportionen hat und das auch nicht mehr hinbekommt, kann das mit kleinen Modetricks und Kniffen ändern. Egal ob kurze, pummelige Beine oder zu lange und zu dünne Storchenbeine - alle benötigen das passende Beinkleid. Bei beiden Formen sind weite Cargo Hosen und hautenge Leggins absolut tabu.

Wer einen langen Oberkörper und kurze Beine hat, kann längere Beine mit taillierten Röcken oder schmalen Hosen mit einem hohen Bund zaubern. Meiden sollten Sie Kleidung, die die Beine optisch unterteilt oder kürzer erscheinen lässt, wie es bei Hüfthosen oder langen Blazern und Pullovern, die auf den Oberschenkeln enden, der Fall ist. Mit dem richtigen Schuh kann man in jedem Fall viel ausgleichen. Die Körpergröße kann so mit einem Absatz etwas gestreckt werden.

Achtung: High-Heels sind auf Dauer nicht nur unbequem, sondern auch für die Beine ungesund!

Schlusswort

Schöne Beine sind das Kapital von Frauen, mit dem sie wuchern können. Doch schöne Beine hat man nicht so einfach. Man muss schon etwas dafür tun, und zwar beständig. Frauenbeine können sehr attraktiv und sexy sein. Wenn Frau das richtige Bewusstsein dafür entwickelt, wird sie ihre Beine wie einen Augapfel hüten. Und sie wird vor allem wissen, wie sie die Reize ihrer attraktiven Beine einsetzt.

Das weibliche Geschlecht hat heutzutage so viele Möglichkeiten und Kenntnisse, die Beine herauszuputzen und in Schuss zu halten. Es bleibt jedoch eine Lebensaufgabe, leider. Aber dafür lohnt es sich, einige Mühen auf sich zu nehmen.

Frau fühlt sich einfach besser…

Und wenn man den Erfolg seiner Beine spürt, dann wird man für die Mühen reichlich belohnt. Sexy Frauenbeine wirken nämlich Wunder. Das sollte man sich immer vor Augen halten. Sprechen Sie mir Ihrer Freundin, Bekannten oder Nachbarin über dieses Buch. Sie werden Ihnen dankbar dafür sein, dass Sie ihnen buchstäblich „(schöne) Beine gemacht haben".

Viel Erfolg mit Ihren Schlanken, schönen und sexy Beinen……

Die folgenden Informationen sind nicht von einem Arzt/Hautarzt verfasst worden. Sie dienen lediglich dem Zwecke der Aufklärung und Bildung. Der Inhalt versteht sich nicht als Ersatz für eine ärztliche Beratung, Diagnose oder Behandlung. Holen Sie bei allen Fragen zu Gesundheitsproblemen oder Symptomen immer den Rat Ihres Arztes oder anderen geschulten medizinischen Fachpersonals ein.

Missachten Sie niemals professionellen ärztlichen Rat und verschieben Sie keinen notwendigen Arztbesuch aufgrund von irgendetwas, das Sie gelesen haben.

Als Leserin und Leser diese E-Books möchten wir Sie ausdrücklich darauf hinweisen, dass keine Erfolgsgarantien oder Ähnliches gewährleistet werden kann. Auch kann keinerlei Verantwortung für jegliche Art von Folgen, die Ihnen oder anderen Lesern im Zusammenhang mit dem Inhalt dieses Buches entstehen, übernommen werden. Der Leser ist für die aus diesem Buch resultierenden Ideen und Aktionen (Anwendungen) selbst verantwortlich.

Insbesondere bei Eingriffen mit chemischen Substanzen, möchten wir Sie ausdrücklich bitten, sich bei Ihrem Hautarzt oder Apotheker zu informieren.

Die Wiedergabe von Gebrauchsnamen, Handelsnamen, Warenbezeichnungen usw. in diesem Werk berechtigt auch ohne besondere Kennzeichnung nicht zu der Annahme, dass solche Namen im Sinne der Warenzeichen- und Markenschutz-Gesetzgebung als frei zu betrachten wären und daher von jedermann benutzt werden dürfen. Trotz sorgfältigem Lektorat können sich Fehler einschleichen. Autor und Verlag sind deshalb dankbar für diesbezügliche Hinweise. Jegliche Haftung ist ausgeschlossen, alle Rechte bleiben vorbehalten.

Auflage 2

Autor: Rudolf Praschinger

Bildrechte & Lizenzen   selbst

www.ingramcontent.com/pod-product-compliance
Lightning Source LLC
Chambersburg PA
CBHW061501250726
48657CB00005B/1694